張繼禹 編撰

道藏養生

玉溪道人

閻鹤亭章

華夏出版社

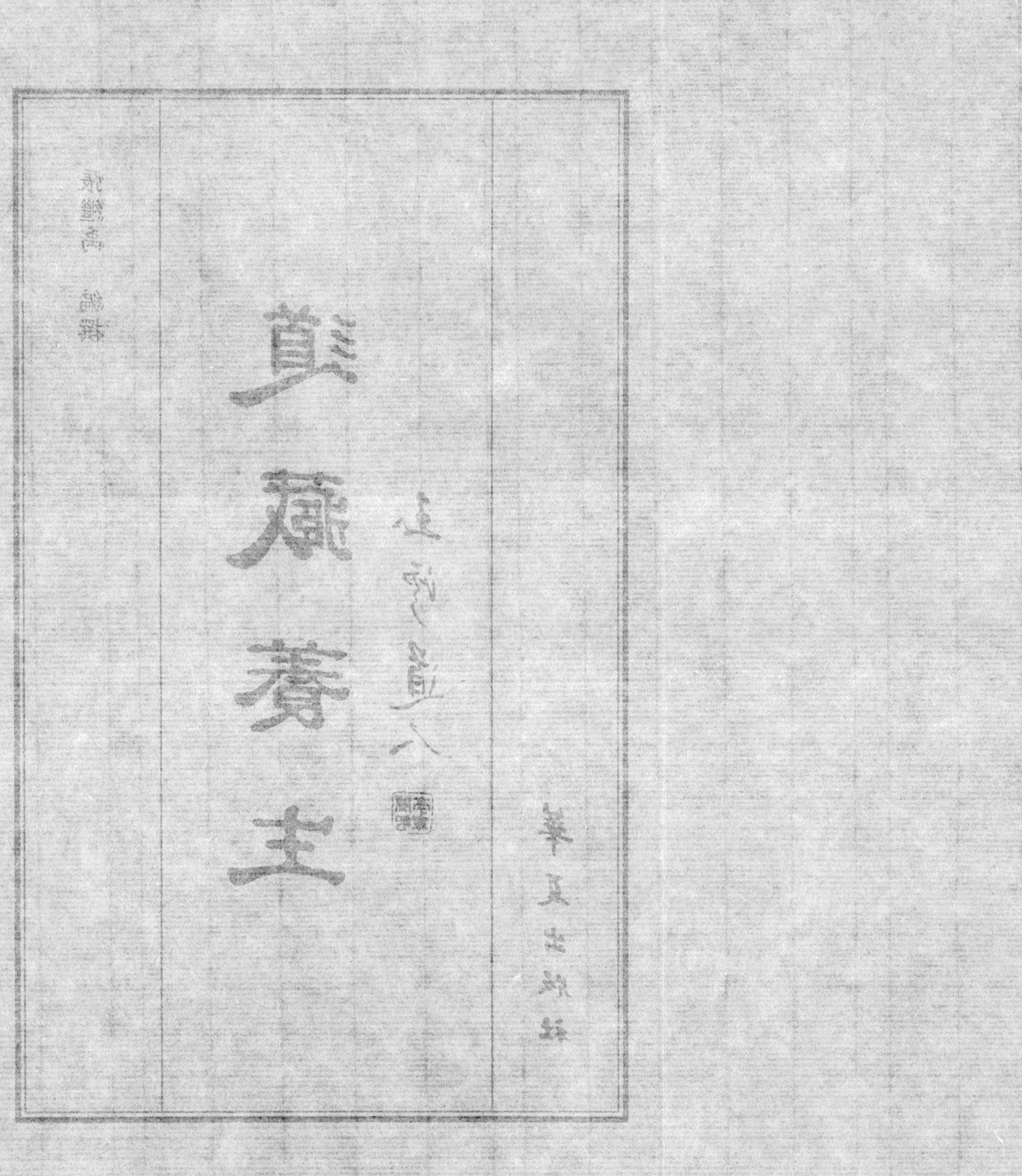

附編　丹功養生

【提要】道教丹功，包括外丹、内丹兩部分。外丹採用鉛汞等礦物經爐火燒煉，以求得『金丹大藥』，服之以期長生不死。由於丹藥毒性大，致死者甚多，唐以後日漸式微，終致不傳。内丹與外丹相對，是以人體爲爐鼎，以精、氣爲藥物，以神爲動能，運用意念，經過一定步驟的『燒煉』，即可使精氣神三者，在體内凝聚成『丹』。外丹衰微之後，内丹成爲道教煉養的主要方法，其内容逐漸豐富，不斷融會導引行氣、守一存思、服食胎息等各種功法，形成了一整套體系嚴密、内容豐富的道教丹功理論。

以内丹爲代表的道教丹功，由於其理論精深，内容完備，操練規範，最終發展成爲道教養生的最高級形式，流傳頗廣，影響很大。道教内丹，因爲其本身所藴有的科學性和巨大的實用價值，不僅在中國古代養生學中佔有極爲重要的地位，而且對現代保健養生，也具有難以估量的科學價值。

一　《黄庭經》

《黄庭内景玉經》者，一名《太上琴心文》，琴，和也。誦之可以和六腑，寧心神，使人得仙也。一名《大帝金書》，扶桑大帝君宫中盡誦此經。以金簡刻書之，故曰金書。一名《東華玉篇》。東華者，東方諸宫名也，東海青童君所居其中，玉女仙人皆誦咏之。刻玉書之，故爲玉篇也。當清齋九十日，誦之萬過，使調和三魂，制鍊七魄，除去三尸，

安和六腑，五臟生華，色反嬰孩，百病不能傷，灾害不得干。萬過既畢，自然洞觀鬼神，内視腸胃，得見五臟。其時當有黄庭真人、東華玉女教子之神仙焉。此文不死之道也，子有仙相，得吾此書也。此文羅列一形之神室處，胎神之所在耳。恒誦咏之者，則神室明正，胎真安寧，靈液流通，百關調暢，血髓充溢，腸胃虚盈，五臟結華，耳目聰明，白髮還黑，朽齒更生。所以却邪痾之紛若者，謂我已得魂精六緯之姓名也，形充神寧，而曰欲死不可得也，故曰内景黄庭爲不死之道。受者齋九日，或七日，或三日，然後受之。授者爲師，受者奉焉。結盟立誓，期以勿泄。古者盟用玄雲之錦九十尺，金簡鳳文之羅四十尺，金鈕九雙，以代割髮歃血不泄之約。此物是神鄉之奇帛，非赤縣之所有也。今錦可用白絹，羅可用青布，鈕可用金鐶，亦足以誓信九天，制告三官矣。皆奉有經之師，散之寒栖，違盟負誓，七祖受考於湯谷河源，身爲考鬼於風刀也。湯谷，中山王口訣也。一人受書，得傳九人，審視形氣，必慈仁忠信耽玄注真者，不毁真正，敬樂神仙，乃可示耳，非其才是爲漏泄，謹量可授亦誠難也。又先求感應，推訊虚靈者乃佳也。審可傳者，亦將夢以告悟，臨時之宜亦玄解於心矣。宣泄之科既重，傳之者良爲險巇，有黄庭内經之子寧不慎密之哉！《清虚真人口訣》：夫内景黄庭經者，扶桑大帝君之金書，鍊真之秘言也。

讀《黄庭内景玉經》者，常在别室，燒香潔盛乃執之也。諸有此經辟百邪。若入山林及空暗之地，心中震怖者，正心向北讀内經一過，即神静意平，如與千人同旅而止。能讀之萬過，自見五臟腸胃，及天下鬼神役使在己。若困病者，心存讀之，垂死亦愈。大都忌食六畜、魚臊、五辛、殗污之事，若脱履之者，沐浴盥漱，燒香於左右，讀經一過，百痾除也。右小君言，暮卧先

讀《黃庭經》一過乃眠，使人魂魄自制練，得三四過乃佳也。

夫萬法以人爲主，人則以心爲宗，無主則法不生，無心則身不立。心法多門，取用非一；有無二體，隨事應機。故有凡聖淺深，愚智真假，莫匪心神辯識，運用之所由也。但天下之道殊途而同歸，百慮而一致。從麤入妙，權實則有二階；吻蹟符真，是非同乎一見。有《黃庭内景玉經》者，東華之所秘也，誠學仙之要妙，羽化之根本。余襞習未周，而觀想粗得，裁靈萬品，模擬一形。義有四宗，會明七字；指事象諭，内外兩言。紬聽隳體之餘，任嘘從呬之暇，舐筆磨墨，輒貽原筮。

黃庭内景玉經注卷上

上清章第一

上清紫霞虛皇前，

黃者，中之色也。庭者，四方之中也。外指事，即天中、人中、地中，内指事，即腦中、心中、脾中，故曰黃庭。内者，心也。景者，象也。外象諭即日月星辰雲霞之象也，内象諭即血肉筋骨臟腑之象也。心居身内，存觀一體之象色，故曰内景也。

三清之境，有玉清、上清、太清，此三清之中，一大聖之所居也。按《玉緯經》云，上清者，虛皇大道君之所治也。即大道之域，包羅三清。又常朝儀西南方，有太靈虛皇天尊，即元始之本號也。道君欲明作七言之所，始乎紫霞之宮也，亦名紫瓊宮，亦曰紫晨之宮。

太上大道玉晨君，

太上尊之號也。按《本行經》，有元始五老之君號也。玉晨君，即皇老之一號也。

閑居蘂珠作七言，

《秘要經》云：仙宮中有寥陽之殿，蘂珠之闕，七映之房，道君在中而説經也。人身備有之也。

散化五形變萬神，

謂隳肢體，黜聰明，離形去智，同於大通，先本後蹟，故假神以託用也。夫神者，隨感而應者也，故有其數，豈直萬乎？

是爲黃庭曰内篇。

因中而得名也。

琴心三叠舞胎仙，

琴，和也；叠，積也。存三丹田，使和積如一，則胎仙可致也。胎仙，胎息之仙也，猶胎在腹中有氣而無息。

九氣映明出霄間，

三田之中，有九氣炳焕，無不燭也。《大洞經》云：三丹田及三元、三洞房，合為九宫，宫中有天皇九魄變為九氣，化為九神也。

神蓋童子生紫煙，

觀照存思，假目為事。下文云眉號華蓋覆明珠。華蓋即神蓋，謂眉也。明珠，目童子也。

紫煙，目精妙之氣。

是曰玉書可精研。

文因蹟始，專則能通。

詠之萬過昇三天，

精備神充，名上三清。

千災以消百病痊，

精神具則災病自消。

不憚虎狼之凶殘，

無殘傷也。

亦以却老年永延。

此一章都説黃庭之道也。

上有章第二

上有魂靈下關元，

上魂天分也，下關地分也。魂靈無形，關元有質，人法天地，形象具之。一如後説。

左爲少陽右太陰，

左東右西，卯生酉殺。

後有密户前生門，

前南後北。密户後二竅，言隱密也。生門前七竅，言藉以生也，合為九竅也。

出日入月呼吸存。

日月者，陰陽之精也。左出右入，身有陰陽之氣。出為呼氣，入為吸氣，呼吸之間，心當存之。《上清紫文》云心存日月，坐立任所便是也。

元氣所合列宿分，

元氣，一也。使心與道一合。存日月星辰輝光，照耀羅列，一身分明，與天地合也。

紫煙上下三素雲。

紫煙是目精之氣。存見三丹田中，上下俱有白氣，白氣流通一體。又云：目光有紫青絳三色，為三素雲。仙經云：雲林夫人咒曰：目童三雲，兩目真君。

灌溉五華植靈根，

素雲之氣，在口為玉液，存嚥之以灌五華。五華者，五臟之英華。靈根，命根植生。

七液洞流衝廬間，

七竅之液，上下周流，上流曰衝，下流曰迴。廬，額廬之間明堂中。

回紫抱黃入丹田，

内象諭也。脾氣黃，目氣紫，七液周流，抱黃迴紫，出入呼吸，俱入丹田。丹田有三所，靈命之根也。按《大洞經》云，眉間却入三分為雙田；入骨際三分為臺闕，左為青房，右為紫户，二神居之。眉間却入一寸為明堂宫，左明童真君，右明女真官，中明鏡神君。眉間却入二

寸為洞房，左無英君，右白元君，中央黃老魂。眉間却入三寸為丹田宮，亦名泥丸宮，左有上元赤子君，右有帝卿君。又却入四寸為流珠宮，有流珠真神居之。又却入五寸為玉帝宮，有玉清神母居之。又當明堂上一寸為天庭宮，有上清神女居之。又洞房直上一寸為極真宮，太極帝妃居之。又丹田直上一寸為丹玄宮，有中黃太一君居。又流珠直上一寸為太皇宮，太上君居之。男為雄一，女為雌一，雄雌二神，男女并可兼修之。

幽室內明照陽門。

幽隱之室，內自思存，心目明鑒，燎如日月。夫神者，無方之謂也。心識無方，存之則有，遺之則亡。

口為章第三

口爲玉池太和官，

口中津液為玉液，一名醴泉，亦名玉漿。貯水為池。百節調柔，五臟和適，皆以口為官主也。一本有作太和宮，於文韻不便也。《大洞經》云，心存胃口有一女子，嬰兒形，無衣服，正立胃脘，張口，承注魂液，仰吸五氣，當即漱滿口中內外津液，滿口嚥之，遣直入玄女口中。五過畢，叩齒三通，微咒曰：玉清高上，九天九靈，化在玄女，下入胃清。金和玉映，心開神朗，服食日精，金華充盈。

漱嚥靈液災不干，

靈液真氣，邪不干正。

體生光華氣香蘭，

不食五穀，無穢滓也。

却滅百邪玉鍊顏，

肌膚若霜雪，綽約若處子。

審能修之登廣寒，

廣寒，北方仙宮之名。又云山名，亦曰廣霞。《洞真經》云，冬至之日，月伏於廣寒之宮，其時育養月魄於廣寒之池，天人採青華之林條，以拂日月光也。

晝夜不寢乃成真，

勤修靜定，則為真人。

雷鳴電激神泯泯。

泯泯，取平聲讀。調神理氣，精魄恬愉。雖遇震雷而不驚慴。又曰雷鳴電激為叩齒。叩齒存思，乃是神用，不得言泯泯。

黃庭章第四

黃庭內人服錦衣，

黃庭內人謂道母，黃庭真人謂道父，人身備有之。錦衣具五色也，即謂五臟之真氣也，三庭之中備有之。

紫華飛裙雲氣羅，

《十方經》云：高上玉皇衣文明飛雲之裙，即神仙之所服也。

丹青綠條翠靈柯，

五色雜氣，共生枝條，仙衣之飾。

七蕤玉籥閉兩扉，

外象諭也。七竅開闔，以諭關籥，用之以道，不妄開也。蕤，籥之飾也。存神必閉目，故名曰閉兩扉。

重扉金關密樞機。

金，取堅剛也。老子云，善閉者，無關楗而不可開，言養生者善守精神，不妄泄也。

玄泉幽闕高崔巍，

玄泉，口中之液也。一曰玉泉，一名醴泉，一名玉液，一名玉津，一名玉漿。兩眉間為闕庭，兩腎間為幽闕。如門之左右，象魏中間闕然為道。腎在身中，故曰幽闕也。據腎在五臟之下而云高者，形伏存神，即在丹田之上，故言高也。

三田之中精氣微，

內指事也。丹田之中，神氣變化，感應從心，非有非無，不可為色象。從麤入妙，必其有係。故以氣言之，氣以心為主，因主立象，至精至微，不可數求也。《道機經》云：天有三光日月星，人有三寶三丹田。三丹田中氣，左青右黃上白下黑也。

嬌女窈窕翳霄暉，

《真誥》云：嬌女，耳神名，言耳聽朗徹明，掩玄暉也。

重堂煥煥明八威，

重堂，喉嚨名也。一曰重樓，一曰重環。本經云：絳宮重樓十二級。絳宮，心也。喉嚨在心上，故曰重堂。喉嚨者，津液之路，流通上下，滋榮一體，煥明八方。八卦之神曰八威也。

天庭地關列斧斤，

兩眉間為天庭。紫微夫人祝曰：開通天庭，使我長生。列斧斤，言勇壯。

靈臺盤固永不衰。

心為靈臺，言有神靈居之。靜則守一，動則存神，神具體安，不衰竭矣。

中池章第五

中池內神服赤珠，

膽為中池，舌下為華池，小腹胞為玉池，亦三池之通名。膽部曰龍旗橫天擲火鈴。赤珠者，火鈴之服。

丹錦雲袍帶虎符，

丹錦雲袍，心肺之色也。在膽之上，故曰雲袍。符，命符也。《九真經》云：皇老君佩玄龍神虎符，帶流金之鈴，并道君之服也。

橫津三寸靈所居，

內指事也。臍在胞上，故曰橫津。臍下三寸為丹田，真人赤子之所居也。

隱芝翳鬱自相扶。

謂男女之形體也。隱翳交合，自然之道。按《內外神芝訣》云，五臟之液為內芝。內芝，則隱芝也。又云，隱，奥者也。

天中章第六

天中之嶽精謹修，

天中之嶽，謂鼻也。一名天臺。《消魔經》云：鼻欲數按其左右，令人氣平，所謂溉灌中嶽，名書帝録。

靈宅既清玉帝游，

面為靈宅，一名尺宅，以眉目鼻口之所居，故為宅也。修之清通則神仙矣。《洞神經》曰：面為尺宅。字或作赤澤。

通利道路無終休。

《太素丹景經》曰：一面之上，常欲兩手摩拭之，高下隨形不休息，則通利耳目鼻口之氣脉。

眉號華蓋覆明珠，

明珠，目也。

九幽日月洞空無，

《五辰行事訣》云：眉上直入一寸為玉瑺紫闕，左日右月。又《玉歷經》云：太清上有五色

華蓋九重，人身亦有之，當存目童如日月之明也。

宅中有真常衣丹，

真謂心神，即赤城童子也，亦名真一，亦名赤子，亦名子丹，亦名真人。心存見之，常存目前與心相應。衣丹，象心氣赤色也。

審能見之無疾患。

元陽子曰：常存心神，則無病也。

赤珠靈裙華蒨粲，

玄膺之象色。外諭也。

舌下玄膺生死岸。

內指事。玄膺者，通津液之岸也。本經云：玄膺氣管受精府。

出清入玄二氣焕，

謂吐納陰陽二氣，焕然著明也。

子若遇之昇天漢。

人能善遇吐納之理，則成天仙矣。

至道章第七

至道不煩決存真，

專心則至。

泥丸百節皆有神。

神者，妙萬物而為言。因象立名則如下説。

髮神蒼華字太元，

白與黑謂之蒼。最居首上，故曰太元。

腦神精根字泥丸，

丹田之宮，黃庭之舍，洞房之主，陰陽之根。泥丸，腦之象也。

眼神明上字英玄，

目諭日月，在首之上，故曰明上。英玄，童子之精色也。內指事也。

鼻神玉壟字靈堅，

玉壟之骨，象玉也。神氣通天，出入不竭，故曰靈堅。

耳神空閑字幽田，

空閑幽靜，聽物則審。神之所居，故曰田也。

舌神通命字正倫，

嚥液以舌，性命得正其五味，各有倫理。

齒神崿鋒字羅千。

牙齒堅利，如劍崿刀鋒，摧羅衆物而食之者也。

一面之神宗泥丸，

腦中丹田，百神之主。

泥丸九真皆有房，

《大洞經》云：三元隱化，則成三宮。三三如九，故有三丹田，又有三洞房，合上三元為九宮。中有九真神，三九二十七，神氣相和，人當存之。亦謂天皇九魄，變成九氣，化為九神，各居一洞房。

方圓一寸處此中，

房有一寸，故腦有瓣也。

同服紫衣飛羅裳。

九真之服，皆象氣色。飛，猶輕也。

但思一部壽無窮，

存思九真，不死之道。

非各別住俱腦中，

丹田之中，衆神所居。

列位次坐向外方，

神繞丹田而外其面，以扞不祥。《八素經》云：真有九品，向外列位，則當上真上向，高真南向，太真東向，神真西向，玄真北向，仙真東北向，天真東南向，靈真西南向，至真西北向。夫真者，不視而明，不聽而聰，不言而正，不行而從。

所存在心自相當。

心存玄真，內外相應。

心神章第八

心神丹元字守靈，

內象諭也。心為臟腑之元，南方火之色，栖神之宅，故曰守靈也。

肺神皓華字虛成，

肺為心之華蓋。皓，白也，西方金之色。肺色白。其質輕虛，故曰虛成也。

肝神龍煙字含明，

肝位木行，東方青龍之色也。於藏主目。日出東方，木生火，故曰含明。

翳鬱導煙主濁清，

翳鬱，木象也。得火而煙生，得陽而氣生。清則目明，濁即目睹。有別本無此一句。

腎神玄冥字育嬰，

腎屬水，故曰玄冥。腎精為子，故曰育嬰也。

脾神常在字魂停，

脾，中央，土位也，故曰常在，即黃庭之宮也。脾磨食消，神康力壯，故曰魂停。

膽神龍曜字威明。

膽色青黃，故曰龍曜。主於勇捍，故曰威明。外取東方青龍雷震之象者也。

六腑五臟神體精，

資保一身，廢一不可，故曰神體精。心、肝、肺、腎、脾為五臟，膽、胃、大腸、小腸、膀胱、三焦為六腑。所言腑者，猶府邑之府，取中受物之義，故曰腑也。臟者，各是一質，共藏於身，故謂之臟也。言三焦者多矣，而未的其真。蓋心肝肺三臟之上、係管之中為三焦。《中黃經》云：肺首為三焦，當指其所也。又據五方之色，脾為中黃，應為五臟之主，而今共以心為主者，何也？答曰：心居臟中，其質虛受也。夫虛無者，神識之體，運用之源，故遍方而得其主，動用而獲其神，不可以象數言，不可以物類取。

皆在心內運天經，

五臟六腑各有所司，皆有法象。同天地，順陰陽，自然感攝之道，故曰運天經也。

晝夜存之自長生。

依上五神服色，思存不捨，不死之道也。仙經曰：存五臟之氣，變為五色雲，常在頂上，覆蔭一身，日居於前，月居於後，左青龍，右白虎，前朱雀，後玄武，即去邪長生之道也。

肺部章第九

肺部之宮似華蓋，

金宮也，肺在五臟之上。四垂為字也。

下有童子坐玉闕，

童子名皓華，肺形如蓋。故以下言之玉闕者，腎中白氣，上與肺連也。

七元之子主調氣，

元陽子曰：七元之君，負甲持符，辟除凶邪，而布氣七竅，主耳目聰明。七元，七竅之元氣也。

外應中嶽鼻臍位。

中嶽者，鼻也，又為臍也。臍為崑崙之山，鼻為七氣之門。位，猶主也。

素錦衣裳黃雲帶，

素錦衣裳，肺膜之色也。黃雲帶者，肺中之黃脉，蔓延羅絡有象雲氣。

喘息呼吸體不快，

有時而然。

急存白元和六氣，

白元君主肺宮也。《大洞經》云：白元君者，居洞房之右是也。

神仙久視無災害，

邪不干正。

用之不已形不滯。

常存此道，形氣華榮至誠，感神之所致也。

心部章第十

心部之宮蓮含華，

火宫也。心臟之質，象蓮花之未開也。

下有童子丹元家，

心神丹元字守靈。神在心內，而云下者，據華蓋而言。

主適寒熱榮衛和，

寒熱，陰陽靜躁之義也。人當和適，以營衛其身。《老子》云：躁勝寒，靜勝熱，清靜以為天下正。

丹錦飛裳披玉羅，

象心臟之色也。有肺之白氣，象玉羅。

金鈴朱帶坐婆娑。

金鈴，內藻之象。朱帶，血脉之象。坐婆娑者，言神之安靜也。《九真經》云：黃老君帶流金之鈴，仙服也。

調血理命身不枯，

心安體和，則無病夭。

外應口舌吐五華，

心主口舌，吐納五臟之液，辯識五行之味，故言外應。

臨絕呼之亦登蘇，

有病厄當存丹元童子朱衣赤冠，以救護之也。

久久行之飛太霞。

常修此道，能獲飛仙。

肝部章第十一

肝部之宮翠重裏，

木宮也，肝色蒼翠，大小相重之象也。

下有青童神公子，

肝，東方木位，主青。故曰：青童左位為公子。公子，一名含明。上有華蓋，故曰下。

主諸關鏡聰明始，

於時主春，青陽之本始，於竅主目，五行之開鏡也，故曰聰明之始。

青錦披裳佩玉鈴，

青錦，肝之色。玉鈴，白脉垂之象也。《昇玄經》云：三天玉帝帶火玉之珮。《素靈經》云：靈耀君衣青錦單裳。皆神仙之服也。

和制魂魄津液平，

內指事也。東春和煦，萬物生成。

外應眼目日月清。

肝位屬眼，象日月明。

百痾所鐘存無英，

左為無英，肝神在左，故存之。有本為無英。無英者，物生之象也。

同用七日自充盈，

五臟兼存，故言同用。七日為一竟。一竟，一復也。故《周易》曰七日來復是也。

垂絕念神死復生，

存念青衣童子形。如上說。

攝魂還魄永無傾。

《太微靈書》云：每月三日、十三日、二十三日夕，三魂棄身游外，攝之者當仰眠，去枕伸足，交手心上，瞑目，閉氣三息，叩齒三通，存心中有赤氣如鷄子從內出於咽中，赤氣轉大覆身變成火，以燒身使匝，覺體中小熱，呼三魂名曰爽靈、胎光、幽精，即微咒曰：太微玄宮，中黃始青。內煉三魂，胎光安寧。神寶玉室，與我俱生。不得妄動，鑒者太靈。若欲飛行，難詣上清。若有飢渴，得飲玄水玉精。又每月朔、望、晦日，七魄流蕩，交通鬼魅。制檢還魄之法，當此夕仰眠伸足，掌心掩兩耳，令指相接於項上，閉息七遍，叩齒七通，心存鼻端白氣如小豆大，須臾漸大，冠身上下九重，氣忽變成兩青龍在兩目中；兩白虎在兩鼻孔中，皆向外；朱鳥在心上，向人口；蒼蟲在左足下；靈蛇在右足下；兩玉女著錦衣，手把火光，當兩耳門。畢，嗽液七過，呼七魄名曰：尸狗、伏矢、雀陰、吞賊、非毒、除穢、臭肺。即微咒曰：素氣九回，制魄邪奸。天獸守門，嬌女執關。煉既和柔，與我相安。不得妄動，看察形源。若有飢渴，聽飲月黃日丹。

腎部章第十二

腎部之宮玄關圓，

水宮也。玄關圓者，腎之形狀也。玄，水色。內象諭也。

中有童子冥上玄，

腎為下玄，其神玄冥，字育嬰。心為上玄。上玄幽遠，氣與腎連，故言冥上玄。

主諸六腑九液源，

五臟六腑，九液交連，百脉通流，廢一不可。六腑如上說。九液，九竅之津液。

外應兩耳百液津，

腎宮主耳，氣衰則聾。陰陽和合，血液流通。

蒼錦雲衣舞龍幡，

蒼錦，腎色之象也。雲衣，腎膜之象也。龍幡，青脉之象也。《九真經》云：道君服青錦，衣蒼華之裙也。

上致明霞日月煙，

腎氣充足，耳目聰明，陰陽不衰。外象諭也。

百病千灾急當存，

元陽子曰：寒暑相生，男女相成。腎中二神常衣青，左男戴日，右女戴月，存想見之，則永無灾患者也。

兩部水王對生門，

腎臟雙對，故曰兩部。腎宮水王，則化為赤子，故曰對生門。

使人長生昇九天。

赤子化為真人而昇九天。九天者，謂九氣青天，其氣主生者也。

黃庭內景玉經注卷中

脾部章第十三

脾部之宮屬戊己，

土宮也。戊己，中央之辰也。

中有明童黃裳裏，

明童謂魂停。黃裳，土之色。

消穀散氣攝牙齒，

脾為五臟之樞。脾磨食消，性氣乃全。齒為羅千，故攝牙齒。

是爲太倉兩明童，

太倉，脾府。此明童謂脾神，神名混康。

坐在金臺城九重，

注念存思，神狀當然。

方圓一寸命門中。

即黃庭之中，丹田之所也。

主調百穀五味香，

口中滋味，脾磨之所致也。

辟却虛羸無病傷，

内指事也。食消故也。

外應尺宅氣色芳，

尺宅，面也。飢飽虛羸，形乎面色。

光華所生以表明，

示知虛實。

黃錦玉衣帶虎章，

脾主中。黃謂黃庭真人服錦衣也。《玉清隱書》云，太上道君佩神虎大章也。

注念三老子輕翔，

三老謂元老、玄老、黃老之君也。念脾中真人，自然變化。子，謂受黃庭之學。

長生高仙遠死殃。

莊子曰：方生方死，方死方生；方可方不可，方不可方可。以此而談，其理均也。故長生者不死，寂滅者不生。不死不生，則真長生；不生不死，則真寂滅。何死殃之所及也？

膽部章第十四

膽部之宮六腑精，

膽、胃、大腸、小腸、膀胱、三焦，為六腑也。《太平經》云：積清成精。故膽為六腑之精也。

中有童子曜威明，

文云：膽神龍曜，字威明。勇捍之義也。

雷電八振揚玉旌，

八方雷震，有威怒之象也。玉旌，剛氣之色也。

龍旗橫天擲火鈴。

膽，青龍之色。旌旗，威戰之具也。火鈴者，膽邊肉珠之象也。怒則奮張，故言擲也。

主諸氣力攝虎兵，

膽力互用，主於捍難，故攝虎兵。

外應眼童鼻柱間，

内指事也。心之喜怒，形於眉目之間。

腦髮相扶亦俱鮮，

人之震怒，髮上衝冠。

九色錦衣綠華裙，

青錦，東方九氣之色也。綠華裙，膽膜之象。

佩金帶玉龍虎文，

膽神威明之服飾也。

能存威明乘慶雲，

內象喻也。思存膽神不倦則仙道可致也。

役使萬神朝三元。

三元道君，各處三清之上，諸天神仙并朝宗之致也。

脾長章第十五

脾長一尺掩太倉，

太倉，胃也。《中黃經》云：胃為太倉君。元陽子曰：脾正横在胃上也。

中部老君治明堂，

脾，黃庭之宮也，黃老君之所治。上應明堂，眉間入一寸是也。

厥字靈元名混康，

脾磨食消，内外相應，大腸為胃之子，混元而受納之康安。

治人百病消穀糧，

胃脘榮華，則無疾傷。

黃衣紫帶龍虎章，

脾居胃上，故曰黃衣也。紫帶龍虎章，胃絡之象。

長精益命賴君王。

太倉混康，為君為王。

三呼我名神自通，

思胃腑之神，則心虛洞鑒也。

三老同坐各有朋，

上元老君居上黃庭宮，與泥丸君、蒼華君、青城君及明堂中君臣、洞房中父母及天庭真人等共為朋。又中玄老君居中黃庭宮，與赤城童子丹田君、皓華君、含明君、英玄君、丹元真人等為朋也。下黃老君居下黃庭宮，與太一君、魂停君、靈元君、太倉君、丹田真人等為朋也。常存三老和合，百神流通，部位營衛，無有差失也。

或精或胎別執方，

《玉歷經》云：下丹田者，人命之根本，精神之所藏，五氣之元也。在臍下三寸，附著脊，號為赤子府。男子以藏精，女人以藏胎。主和合赤子，陰陽之門户也。其丹田中氣，左青右黃，上白下黑。

桃孩合延生華芒。

桃孩，陰陽神名，亦曰伯桃。《仙經》曰：命門臍宫中有大君，名桃孩，字合延，衣朱衣，紫芙蓉冠，暮卧存之，六甲、六丁來侍人也。生華芒，謂陰陽之氣不衰也。

男女徊九有桃康，

男女合會，必存三丹田之法。桃康，丹田下神名，主陰陽之事。徊三為九，故曰徊九。《大洞真經》云：三元隱化，則成三宮。三宮中有九神，謂上中下三元君，太一、公子、白元、無英、司命、桃康，各有宮室，故曰有桃康。

道父道母對相望，

陰陽兩半成一，故曰相望。

師父師母丹玄鄉，

道為宗師，陰陽之主也。丹玄鄉，謂存丹田法也。

可用存思登虛空，

學仙之道。

殊途一會歸要終。

合三以為一，散一以為三，此道之要也。《玄妙內篇》云：兆欲長生，三一當明。

閉塞三關握固停，

文云：口為天關精神機，手為人關把盛衰，足為地關生命扉。又臍下三寸為關元，亦曰三關，言固精護氣，不妄施泄。

含漱金醴吞玉英，

金醴、玉英，口中之津液。《大洞經》云：服玄根之法，心存胃口有一女子，嬰兒形，無衣服，正立胃脘，張口承注魂液，仰翕五氣，當漱滿口中內外津液，滿口嚥之，遣入玄女口中。五過畢，叩齒三通，嚥液九過也。

遂至不死三蟲亡，

《洞神訣》云：上蟲白而青，中蟲白而黃，下蟲白而黑。人死則三蟲出為尸鬼，各化為物，與形為殃，擊之衝破也，其餘衆蟲，皆隨尸而亡。故學仙者精謹，備於五情之氣，然後服食藥物以去三蟲。又云：上尸彭琚，使人好滋味，嗜慾凝滯；中尸彭質，使人貪財寶，好喜怒；下尸彭矯，使人愛衣服，耽淫女色。亦名三毒。

心意常和致欣昌。

道通無礙。

五嶽之雲氣彭亨，

五臟之氣為五嶽之雲。彭亨，流通無擁之稱也。

保灌玉廬以自償，

玉廬，鼻廬也，言三蟲既亡，真氣和洽，出入玄牝，綿綿不絕，故曰自償。

五形完堅無災殃。

五體、五臟，自然相應故也。

上睹章第十六

上睹三元如連珠，

三元謂三光之元，日月星也，非指上中下之三元也。

落落明景照九隅，

三光在上而下燭九隅。九隅，九方也。言常存日月，洞照一身也。

五靈夜燭煥八區，

五靈，謂五星也。炳煥羅列一身，常能存之，則與天同休也。

子存內皇與我游，

大道無心，有感則應。

身披鳳衣銜虎符，

仙官之服御者。

一至不久昇虛無。

一者，無二之稱也。學道專一，與虛同體，則神仙可致也。《莊子》云：人能知一萬事畢。

方寸之中念深藏，

方寸之中，謂下關元，在臍下三寸，方圓一寸，男子藏精之所。言謹閉藏之。

不方不圓閉牖窗，

方靜圓明，不動不靜；但當杜塞，不妄洩也。

三神還精老方壯，

還精神於三田，則久壽延年也。

魂魄內守不爭競。

魂陽魄陰，各得其一，故《易》曰：一陰一陽之謂道。

神生腹中銜玉璫，

腹心內明，口吐珠玉。按《五神行事訣》云：兩眉間直入一寸為玉璫紫闕。竊觀文意，未應是此也。

靈注幽闕那得喪，

存神守一，無橫夭也。

琳條萬尋可蔭仗，

外象諭也。琳條，玉樹。萬尋，高遠象。身形同真，則神明之所庇蔭者也。

三魂自寧帝書命。

真道既成，名書帝籙。

靈臺章第十七

靈臺鬱藹望黃野，

靈臺，心也。謂心專一存見黃庭。黃庭，即黃野也。

三寸異室有上下，

三丹田上、中、下三處各異，每室方圓一寸，故云三寸。今人猶謂心為方寸，即一所。

間關營衛高玄受，

三田之間，各有間關。營衛分部，至高至玄。心當受以存念之也。

洞房紫極靈明户。

《大洞經》云：兩眉間直上却入三分，為守寸雙田。入骨際三分，有臺闕明堂。正深七分，左為青房，右為紫户。却入一寸為明堂宫，左有明童真君，右有明女真官，中有明鏡神君。却入二寸為洞房，左有無英君，右有白元君，中有黄老君。却入三寸為丹田宫，亦名泥丸宫，左有上元赤子，右有帝卿君。却入四寸為流珠宫，有流珠真神居之。却入五寸為玉帝宫，有上清神母居之。其明堂上一寸為天庭宫，上清真女居之。洞房上一寸為極真宫，太極帝妃居之。丹田上一寸為玄丹宫，中黄太一真君居之。流珠上一寸為太皇宫，太上真君居之。故曰靈門户也。

是昔太上告我者，

我者，扶桑太帝君自謂也。言我道成，承昔道君授以黄庭之術也。言此道不遠，止在丹田，故即言是昔也。

左神公子發神語，

據《大洞經》，左有無英。此云公子，亦互言耳。發神語者，用心專一，則教之以道。

右有白元并立處，

右為學道者之侍。

明堂金匱玉房間，

皆上元之宫。釋如下説也。

上清真人當吾前。

上元部神，想在天庭之際。

黄裳子丹氣頻煩，

謂中元童子處於赤城。頻煩，氣盛不衰竭。

借問何在兩眉端？

明堂之前。

内俠日月列宿陳，

《五辰行事訣》云：太上真人招五辰於洞房，南極元君受傳。每夜半坐卧，心存西方太白星在兩眉間，直上一寸，入一寸為玉璫紫闕，左日右月。又次存北方辰星在帝鄉玄宫，在髮際下五分直入一寸也。又次存東方歲星在洞闕朱臺，洞闕朱臺在目後一寸，直入一寸是也。又次存南方熒惑星在玉門華房，玉門華房在兩目眦際直入五分是也。又次存中央鎮星在金匱黄室長谷，黄室長谷在人中直入二分是也。存之綴懸於上。畢，叩齒五通，嚥液二十五過，微咒曰，高元紫闕，中有五神。寶曜敷暉，放光衝門。精氣積生，化為老人。首巾素容，緑帔絳裙。右帶流鈴，左佩虎真。手把天剛，散絳飛晨。足躡華蓋，吐芒煉身。三景保守，令我得真。養魂制魄，乘飆飛仙。是其事也。内象諭。

七曜九元冠生門。

七曜，七星；配人之七竅。九元，九辰；配人之九竅。廢一不可，故曰生門。

三關章第十八

三關之内精氣深，

謂關元之中，男子藏精之所也。又據下文，口、手、足為三關。又元陽子以明堂、洞房、丹田為三關。並可以義取而存也。

九微之中幽且陰，

《上清大洞經》云：三元隱化，則成三宫，是名太清、太素、太和。三三如九，故有三丹田，又有三洞房，合上三元為九宫。九宫中精微，故曰九微，言幽玄而不可見也。

口爲天關精神機，

言發於情，猶樞機也。

足爲地關生命棐，

言運用己身而生也。棐或為扉。

手爲人關把盛衰。

縱舍由己。

若得章第十九

若得三宫存玄丹，

三丹田之宫，故曰三宫。玄丹，丹元，謂心也。存思在心，故偏指一所也。

太一流珠安崑崙，

太一流珠，謂心精。《洞神經》云：頭為三臺君，又為崑崙，指上丹田也。又云：臍為太一君，亦為崑崙，指下丹田也。言心存三田諸神皎然在目前。本經曰：子欲不死修崑崙。崑崙山名也。

重中樓閣十二環，

謂喉嚨。十二環相重，在心上。心為絳宫，有象樓閣者也。

自高自下皆真人。

高下三田，十二樓閣，皆有真神。有如上説。

玉堂絳宇盡玄宫，

絳宫，明堂，上下相應，皆宫室也。

璇璣玉衡色蘭玕，

喉骨環圓，動轉之象也。蘭玕，其色也。

瞻望童子坐盤桓，

存見赤城童子、子丹真人。坐，言其神安静。

問誰家子在我身。

言己有之。

此人何去入泥丸，

與上元諸神，上下相應。《洞神經》云：腦為泥丸宫。

千千百百自相連，

神本出於一。一生二，二生三，三生萬物。變化不離身心。

一一十十似重山。

存見萬神，重疊安坐。山，象坐形。

雲儀玉華俠耳門，

雲儀、玉華，鬢髮之號。言耳居其間。經曰：髮神名蒼華。凡言華者，敷榮之義，猶草木之花。

赤帝黃老與我魂，

赤帝，南方之帝君也。黃老者，中黃老君也。魂為陽神，魄為陰神，陰陽相應，故言與我魂。《太微靈書》云：人有三魂：一曰爽靈，二曰胎光，三曰幽精。常呼念其名，則魂不離人身也。

三真扶胥共房津，

魂與赤帝、黃老為三真，言相應扶胥，同津共氣者也。

五斗煥明是七元，

五斗星北斗。又《靈寶經》有五方之斗，亦為五斗。《洞房訣》云：存九元、七元者，眠起初卧及食畢，微咒曰，五星開通，六合紫房，回元隱道，豁落七辰。生魂者玄父，變一成神；生魄者玄母，化二生身。攝吾筋骨者公子，為吾精氣者白元。長生久視，飛仙十天。

日月飛行六合間，

天地内為六合。存念身中日月星辰，森羅萬象，一如天地之間，了了然也。

帝鄉天中地户端，

眉上髮際五分直入一寸，亦為帝鄉。又明堂上一寸為天庭，天庭即天中也。又鼻為上部之地户。心存日月星辰等諸神，皆當在其端。端，謂之鼻上髮際之下。

面部魂神皆相存。

内外心神，自相應也。

呼吸章第二十

呼吸元氣以求仙，

採飛根，採玄曜，吞五牙，挹九霞，服食胎息之道，皆謂天地陰陽、四時五行之氣。

仙公公子已可前，

此《洞房訣》也。洞房宮，左為無英君，一名公子。仙公，直指黃庭學者。言學黃庭仙公，復行洞房之訣，而存見公子，故言在前。

朱鳥吐縮白石源，

朱鳥，舌象。白石，齒象。吐縮，導引津液。謂陰陽之氣流通不絕，故曰源。

結精育胞化生身，

本己之所從來。

留胎止精可長生。

《真誥》曰：上清真人口訣：夫學仙之人，安心養神，服食治病，使腦宫填滿，玄精不傾，然後可以存神服氣，呼吸二景。若數行交接，漏泄施瀉者，則氣穢神亡，精靈枯竭。雖復玄挺玉籙金書太極者，將亦何解於非生乎？在昔先師常戒於斯事云：學生之人，一交接則傾一年之藥勢，二交接則傾二年之藥勢，過此已往，則不止之藥都傾於身。是以真仙常慎於此，以為生生之大忌也。

三氣右徊九道明，

三氣，謂三丹田之氣。右徊言周流順序。調和陰陽，則四關九竅通流朗徹而無病也。

正一舍華乃充盈，

存正守一，神氣華榮，故能充滿六合，乘物而變。

遥望一心如羅星，

存見赤城童子居在城中，如星之映羅縠。

金室之下不可傾，

謂心居肺下。肺主金，其色白，故曰金室。常能存之，長生不死也。

延我白首反孩嬰。

内指事也。謂童顔不老也。

瓊室章第二十一

瓊室之中八素集，

謂上元清真瓊室，體骨之象也。

泥丸夫人當中立，

經云，洞房中有父母，母即夫人也，亦名道母。泥丸、洞房，上已釋。

長谷玄鄉繞郊邑，

長谷，鼻也。玄鄉，腎也。郊邑，謂五臟六腑也。言鼻中之氣出入，下與腎連，周繞臟腑。心居赤城，存想内外。郭外曰郊。故為象諭也。

六龍散飛難分別，

言六腑之氣，微妙潛通，難可分別，當審存之也。

長生至慎房中急，

氣亡液漏，體腦枯竭，雖益以畎澮，而泄以尾閭，不可不慎也。

何爲死作令神泣？

房中不慎，傷精失明，故神泣也。

忽之禍鄉三靈歿。

禍鄉，死地。三靈，三魂也，謂爽靈、胎光、幽精。歿，亡者也。

但當吸氣録子精，

呼吸吐納，閉房止精。

寸田尺宅可治生，

謂三丹田之宅，各方一寸，故曰寸田。依存丹田之法，以理生也。經云：寸田尺宅。彼尺宅謂面也。

若當決海百瀆傾，

謂房中淫泄，不知閉止也。

葉去樹枯失青青，

象人死無生氣。

氣亡液漏非已形。

《仙經》云：閉房煉液，不多言，不遠唾。反是亡矣。

專閉御景乃長寧，

專閉情慾，存服日光。《老子》曰：善閉者，無關楗而不可開。又《上清紫文靈書》，有採飛根之法，常以日初出，東向叩齒九通，畢，陰咒日魂名日中五帝字：日魂珠景照韜綠映回霞赤童玄炎飈象。祝呼此十六字畢，冥目握固，存五色流霞來接一身，於是日光流霞俱入口中，名曰日華飛根玉胞。玉胞，水母也。向日吞霞四十五嚥畢，又嚥液九過也。

保我泥丸三奇靈，

泥丸，上丹田也。《大洞經》云：三元隱化，則成三宮。一曰太清之中三君，二曰三丹田之

神，三曰符籍之神，故曰三奇靈也。

恬淡閉視內自明，

謂存思三丹田之法。一如上說。

物物不干泰而平，

行道真正，邪物不干。

慤矣匪事老復丁，

猛獸不據，攫鳥不搏。老者反壯，病者皆強。慤矣，必然。

思詠玉書入上清。

精研內景，必獲仙道。

常念章第二十二

常念三房相通達，

三房，謂明堂、洞房、丹田之房也。與流珠、玉帝、天庭、極真、玄丹、泥丸、太皇等諸宮，左右上下皆相通達。

洞得視見無內外，

存思丹田，三三如九，合為一，明朗洞徹，無有內外也。

存漱五牙不飢渴，

《靈寶》有服御五牙之法。五牙者，五行之生氣，以配五臟元精。經云：常以立春之日鷄鳴

時入室，東向禮九拜，平坐，叩齒九通，思存東方安寶華林青靈始老帝君九千萬人下降室內，鬱鬱如雲，以覆己形，從口中入，直下肝腑。祝曰：九氣青天元始上精皇老尊神，衣服羽青，役御天官，煥明歲星，散耀流芳，淘溉我形。上食朝霞，服引木精。固養青牙，保鎮朽零。肝腑充盈，玉芝自生，延年駐壽，色反童嬰。五氣混合，天地長并。畢，引青氣九嚥止，便服東方赤書玉文十二字也。餘南方、西方、北方、中央依按《靈寶》服御五牙之法而行之。

神華執巾六丁謁。

神華者，《玉歷經》云：太陰玄光玉女，道之母也。衣五色朱衣，在脾腑之上，黃雲華蓋之下。六丁者，謂六丁陰神玉女也。《老君六甲符圖》云：丁卯神司馬卿玉女足日之，丁丑神趙子玉玉女順氣，丁亥神張文通玉女曹漂之，丁酉神臧文公玉女得喜，丁未神石叔通玉女寄防，丁巳神崔巨卿玉女開心之。言服煉飛根，存漱五牙之道成，則役使六丁之神。

急守精室勿妄泄，

精室，謂三丹田。上下資連而不絕，制之在心。心即中丹田也，緩急之所由，真妄之根本也。

閉而寶之可長活。

積精之所致也。

起自形中初不闊，

調心使氣，微妙無形。

三宮近在易隱括。

謂三丹田真官近在人身，隱括精氣，常以心為君主者也。

虛無寂寂空中素，

外指事也。素，有二說。

使形如是不當污，

使形輕浄，如懸縑素於空中也。又云身中空虛，使如器之漆素，虛靜當然。污，謂有其事也。

九室正虛神明舍，

九室，謂頭中九宮之室及人之九竅。使上宮榮華，九竅真正則衆神之所止舍也。《洞神經》云：天有九星，兩星隱，故稱九天。地有九宮，故稱九地。人有九竅，故稱九生，言人所由而生也。

存思百念視節度，

存念身中百神，呼吸上下，一如科法。文云：千千百百似重山，皆神象。

六腑修治勿令故，

按《洞神經》云：六腑者，謂肺為玉堂宮尚書府，心為絳宮元陽府，肝為清泠宮蘭臺府，膽為紫微宮無極府，腎為幽昌宮太和府，脾為中黃宮太素府，異於常六腑也。

行自翱翔入天路。

謂升仙羽化也。

治生章第二十三

治生之道了不煩，

無為清簡，約以守志。

但修洞玄與玉篇，

洞玄，謂《洞玄靈寶》。玉篇，真文，乃《黃庭》也。

兼行形中八景神，

《玉緯經》云：五臟有八卦天神宿衛。太一八使者主八節日。八卦合太一為九宮。八卦外有十二樓，樓謂喉嚨也。臍中為太一君，主人之命也；一名太極，一名太淵，一名崑崙，一名持軀主身中萬二千神也。

二十四真出自然，

天有二十四真氣，人身亦有之。又三丹田之所三八二十四真人，皆自然之道氣也。

高拱無爲魂魄安，

行忘坐忘，離形去智。

清靜神見與我言，

能清能靜，則心神自見。幾覽無外而與己言，即謂黃庭真人。

安在紫房幃幕間，

紫房幃幕，一名絳宮，謂赤城中童子所安之處。存思心神，其狀如此。

立坐室外三五玄。

謂八景及二十四真神營護人身，則三田五臟真氣調柔，無災病也。

燒香接手玉華前，

玉華，即華蓋之前，謂眉間天庭也。百神之宗元，真人之窟宅，當仰面而存之也。

共入太室璇璣門，

《洞房經》云：天有太室、玉房、雲庭。雲庭，中央黃老君之所居也。玉房，一名紫房，一名絳宮，通名明堂。上有華蓋，東西宮洞通左右黃庭之內，人身具有之，如上文說。璇璣，中樞名。

高研恬淡道之園，

研精恬淡，真氣來游。

內視密眄盡睹真，

入靜思存，百神森森。

真人在己莫問鄰，

《玉歷經》云：老子者，天地之魂，自然之君，常侍道君在左右，人身備有之。

何處遠索求因緣。

《老子》曰：大道汎兮，其可左右。言不遠也。

黄庭内景玉經注卷下

隱景章第二十四

隱景藏形與世殊，

學仙之士，含光藏輝，滅蹟匿端。

含氣養精口如朱，

肌膚若冰雪，綽約若處子。

帶執性命守虛無，

虛静恬淡，寂寞無為。

名入上清死録除，

得補真人，列象玄名。

三神之樂由隱居。

理身無為則神樂，理國無事則人安。三神，三丹田之神也。

倏欻游遨無遺憂，

倏欻，疾發也。下文云：駕欻接生宴東蒙。或云倏欻，龍名也。無遺憂，謂懸解。

羽服一整八風驅，

八風，八方之風，先驅掃路也。羽服，仙服。按《上清寶文》，仙人有五色羽衣。又《飛行羽

經》云：太一真人衣九色飛雲羽章。皆神仙之服也。

控駕三素乘晨霞，

外指事也。三雲九霞，神仙之所御也。

金輦正立從玉輿，

《元録經》云：上清九天玄神八聖，驂駕九鳳龍車。玉輿、金輦，皆仙人之服器。

何不登山誦我書。

書即《黄庭經》也。

鬱鬱窈窈真人墟，

山中幽邃。

入山何難故躊躇，

情志不决。

人間紛紛臭如帤。

疾人間世不可居。帤，幣惡之帛也。

五行章第二十五

五行相推反歸一，

五行，謂水火金木土。相推者，水生木，木生火，火生土，土生金，金生水，水又生木，周而復始。又相刻法，水刻火，火刻金，金刻木，木刻土，土刻水，水刻火，周而復始，相推之道

也。反歸一者，水數也，五行之首，萬物之宗。《老子》云：道生一，一生二，二生三，三生萬物。又《易》有太極，是生兩儀。太極者，一也。兩儀，天地。天地生萬物，萬物又終而歸一。一者，無二之稱，萬物之所成，終，故云歸一。

三五氣合九九節，

《妙真經》云：三者，在天為日、月、星，名曰三光；在地為珠、玉、金，名曰三寶；在人為耳、鼻、口，名曰三生。天、地、人凡三而各懷五，故曰三五，其常精也。合三三者為九宮。夫三五所懷，順衆類也。調和萬物，理化陰陽，覆載天地，光明四海，風雨雷電，春秋冬夏，寒暑温涼，清濁之氣，諸生之物，不得三五不立也。故曰：天道不遠，三五復返。三五者，天地之樞帶，六合之要會，九宮之氣節，九九八十一為一章云云。

可用隱地回八術，

九宮中有隱遁變化之法，《太上八素奔晨隱書》是曰八術。又《太微八籙術》云：太微中有三君：一曰太皇君，二曰天皇君，三曰黄老君。三元之氣混成之精，出入上清太素之宫，能存思之，必得長生。

伏牛幽闕羅品列。

伏牛，腎之象。腎為幽闕。《中黄經》云：左腎為玄妙君，右腎為玄元君。羅品列，存思見之。

三明出華生死際，

天三明，日、月、星，人三明，耳、目、口；地三明，文、章、華；是生死之際。際音節也。

洞房靈象斗日月，

存三光於洞房。洞房、明堂，已釋於上者也。

父曰泥丸母雌一，

明堂中有君臣，洞房中有夫婦，丹田中有父母。泥丸，腦神名。《老子》云：知其雄，守其雌。雌，無為一也。

三光煥照入子室。

明白四達。

能存玄真萬事畢，

《莊子》曰：通於一，萬事畢也。

一身精神不可失。

常存念之，不舍須臾。

高奔章第二十六

高奔日月吾上道，

吾，道君也。《上清紫文吞日氣法》，一名《赤丹金精石景水母玉胞經》。其法常以日初出時，東向叩齒九通，畢，微咒日魂名、日中五帝字：日魂珠景照韜緑映回霞赤童玄炎飈象。呼此十六字畢，冥目握固，存五色流霞來接一身，於是日光流霞俱入口中。又《上清紫書》

有吞月精之法：月初出時，西向叩齒十通，微咒月魂名、月中五夫人字：月魄暖蕭芳艷翳寥婉虛靈蘭鬱華結翹淳金清瑩炅容臺標。咒呼此二十四字畢，冥目握固，存月中五色精光俱入口中；又於光中有黃氣，大如目童，名曰飛黃，月華玉胞之精也。能修此道，則奔日月而神仙矣。

鬱儀結璘善相保，

鬱儀，奔日之仙。結璘，奔月之仙。同聲相應，同氣相求，故二仙來相保持也。

乃見玉清虛無老，

昇三清之上，與道合同也。

可以回顏填血腦。

魂魄反嬰，得成真人。

口銜靈芒携五皇，

口吐五色雲氣，光芒四照，與五皇老君同游六合也。

腰帶虎籙佩金璫，

仙人之服也。《九真經》云：中央黃老君腰佩龍玄神虎符，帶流金之鈴，執紫毛之節，佩符籙。

駕欻接生宴東蒙。

欻，倏欻，言乘風氣忽發而往。或云：欻倏，龍名也。東蒙，東海仙境之山也。接生之方，與生氣相接連，欻然而游其處。

玄元章第二十七

玄元上一魂魄煉，

資一以煉神，神煉以合一。

一之爲物叵卒見，

一者，無二之稱也。心恬淡以得之，知得之而不可見。

須得至真始顧眄，

守真志滿，一自歸己。

至忌死氣諸穢賤，

凡飛丹煉藥、服氣吞霞等事，皆忌見死尸殗穢之事，此衛生家之共忌也。然至道冲虛，本無凈穢。未獲真正，則凈穢有殊。殊而不齊，則是非起於內，生死見於外，則清凈者生之徒，濁穢者死之徒，故為養生之所忌也。

六神合集虛中宴。

六甲、六丁、六腑等諸神俱在身中，身中虛空則宴然而安樂，不則憂泣矣。

結珠固精養神根，

結珠，謂嚥液先後相次如結珠。固精，不妄泄。神根，形軀也。夫神之於身，猶國之有君，君之有人。人以君為命，君以人為本，互相資藉以為生主而調養之也。

玉籥金匙常完堅，

《老子》云：善閉者，無關楗不可開。籥，鎖籥。匙，或為匙也。

閉口屈舌食胎津，

屈舌導津液，食津而胎仙，故曰胎津。

使我遂煉獲飛仙。

積功勤誠之所致也。

仙人章第二十八

仙人道士非有神，

修學以得之也。

積精累氣以爲真。

有本或無此句，遂闕注。

黃童妙音難可聞，

黃童，黃庭真人，一名赤城童子。妙音，謂黃庭道之妙音也。

玉書絳簡赤丹文。

《黃庭經》，一名《太帝金書》，一名《東華玉篇》也。

字曰真人巾金巾，

真人即黃童也。金色白，在西方，主肺。肺白，在心上，故曰巾。《九真經》曰：青帝衣青玉錦衣，帔蒼華飛裙，建扶芝丹冠，巾金巾。又元陽子曰：真人憑午，倨子，履卯，戴酉。酉者金。

負甲持符開七門，

《老子六甲三部符》云：甲子神王文卿，甲戌神辰子江，甲申神扈文長，甲午神衛上卿，甲辰神孟非卿，甲寅神明文章。存六甲神名，則七竅開通，無諸疾病。

火兵符圖備靈關，

《赤章》、《斬邪籙》，皆役使三五火兵。又《衛靈神咒》曰：南方丹天，三氣流光；熒星轉燭，洞照太陽；上有赤精開明靈童，總御火兵，備守三官。即火兵三五家事也。符者，八素六神、陽精玉胎、煉仙陰精、飛景黃華、中景內化、洞神鑒乾等諸符也。圖謂《太一混合三五圖》、《六甲上下陰陽圖》、《六甲玉女通靈圖》、《太一真人圖》、《東井沐浴圖》、《老子內視圖》、《西昇八史圖》、《九變含景圖》、《赤界》等諸圖，可以守備靈關。靈關，即三關、四關等，身中具有之。

前昂後卑高下陳。

列位之形象也。

執劍百丈舞靈幡，

神兵幡劍之狀。

十絶盤空扇紛紜，

空中作氣，煒曄揮霍。

火鈴冠霄隊落煙，

金精火鈴，冠徹霄漢。都伍隊陣，狀如落煙屯雲之勢。

安在黃闕兩眉間，

存思火兵氣狀，俱在天庭。天庭，一名黃闕，兩眉間是。

此非枝葉實是根。

學仙之本。

紫清章第二十九

紫清上皇大道君，

亦名玉晨君也。

太玄太和俠侍端，

太玄、太和，真仙之嘉號也。

化生萬物使我仙，

道氣之功績也。

飛昇十天駕玉輪。

乘焱而往。

晝夜七日思勿眠，

至誠則感。

子能行此可長存，

延年神仙之道。

積功成煉非自然，

學以致其道也。

是由精誠亦由專，

守一如初，成道有餘。

內守堅固真之真，

不失節度也。

虛中恬淡自致神。

神以虛受。

百穀章第三十

百穀之實土地精，

草實曰穀，陰之類也。

五味外美邪魔腥，

非清虛之真氣。

臭亂神明胎氣零，

胎氣，謂無味之味，自然之正氣也。服氣有胎息之法。零猶失也。

那從反老得還嬰？

言不可得髮白反黑，齒落更生。此一句應在自存神之下，超此不類者。

三魂忽忽魄糜傾！

忽忽，不恬淡。糜傾，朽敗也。

何不食氣太和精，

進勸服煉之道。

故能不死入黃寧。

黃寧，黃庭之道成也。

心典章第三十一

心典一體五臟王，

神以虛受，心為栖神之宅，故為王也。

動靜念之道德行，

謂念丹元童子也。夫念為有，忘為無。念則易心而後語，忘則灰心而神全，故道德行。

清潔善氣自明光，

常念之故。

坐起吾俱共棟梁，

神以身為屋宅，故云共棟梁。吾，丹元子也。

晝日曜景暮閉藏，

《莊子》云：其覺也形開，其寐也魂交。交，閉也。

通利華精調陰陽。

謂心神用捨，與目相應。華精，目精也。心開則目開，心閉則目閉。晝陽而暮陰，故云調陰陽。

經歷章第三十二

經歷六合隱卯酉，

舉心之用捨，陰陽之所由也。晝為經歷，暮為隱藏。六合，天地內上下四方。卯酉也，北為暮，幽隱屬也。

兩腎之神主延壽，

腎神玄冥，字育嬰。配屬北方，主暮夜，人能止精則長壽。河上公曰：腎藏精。

轉降適斗藏初九，

九，陽數也。斗，北辰也。北辰主陰，謂陽氣下與陰合。《易》曰：乾，吉在無首。無首，藏也。

知雄守雌可無老，

守雌，則藏九之義也。

知白見黑急坐守。

《老子》云：知其雄，守其雌；知其白，守其黑。皆藏九之義也。

肝氣章第三十三

肝氣鬱勃清且長，

肝位東方。東方木，主春，生氣之本也。清長，氣色之象。

羅列六腑生三光。

存想生氣遍照五臟六腑，如日月星辰光曜明朗也。

心精意專內不傾，

能之一也。

上合三焦下玉漿。

言肝氣上則與三焦氣合，下則為口中之液。亦猶陰氣上則為雲，下則為雨。雨潤萬物，玉漿潤百骸九竅也。

玄液雲行去臭香，

真氣周流，則無災病矣。

治蕩髮齒煉五方。

雲行雨施，無所不通。五方，五臟也。

取津玄膺入明堂，

嚥液之道，必自玄膺下入喉嚨。喉嚨，一名重樓。重樓之下為明堂，明堂之下為洞房，洞房之下為丹田。此中部。

下漑喉嚨神明通。

身命以津氣為主也。

坐侍華蓋游貴京，

華蓋，肺也。肝在肺之下。貴京，丹田也。

飄飖三帝席清涼，

三帝，三丹田中之道君也，亦名真人。言肝氣飄飖，周流三丹田之所也。肝氣為目精，故言席清涼。

五色雲氣紛青蔥，

肝氣與五臟相雜，上為五色雲也。

閉目內眄自相望，

常存念之，五臟自見矣。

使心諸神還相崇，

赤城童子與五臟真人合契同符，共相尊敬也。

七玄英華開命門，

七竅流通，無留滯也。

通利天道存玄根。

身為根本也。

百二十年猶可還，

當急修行，時不可失。

過此守道誠獨難，

去死近矣。

唯待九轉八瓊丹，

九轉神丹，白日昇天。《抱朴子》九丹論云：考覽養生之書，鳩集久視之方，曾所披涉，篇已千計矣，莫不以還丹金液為大要焉。又《黃帝九鼎神丹經》云：帝服之而昇仙，與天地相畢，乘雲駕龍，出入太清。八瓊，丹砂、雄黃、雌黃、空青、硫黃、雲母、戎鹽、消石等物是也。

要復精思存七元，

雖服神丹，兼習黃庭之道。七元者，謂七星及七竅之真神也。又五帝元君及白元、無英君，亦為七元道君。《洞房訣》云：存七元者，其咒曰：回元隱遁，豁落七辰。乃七元也。

日月之華救老殘，

左目為日，右目為月。目主肝，配東方木行也。木位春，春為生氣，故云救老殘。

肝氣周流終無端。

《莊子》曰：指窮為薪而火傳。生得納養而命續也。

肺之章第三十四

肺之爲氣三焦起，

《中黃經》曰：肺首為三焦。肺之為氣謂氣嗽，氣嗽起自三焦，故言三焦起。說三焦者多未的其實，今以為五臟之上係管為三焦。焦者，熱也，言肝心肺頭，焦熱之義也。

視聽幽冥候童子，

童子，心神，赤城中者。元陽子曰：竅離而下存童子。童子是目童也。謂人欲知死生，當以手指柱目眦，候其目光，有光則生，無光則死也。

調理五華精髮齒，

五華，五臟之氣。《仙經》曰：髮欲數櫛，齒欲數叩也。

三十六嚥玉池裏，

口為玉池，亦曰華池。膽為中池。胞為玉泉。華池嚥液入丹田，所謂溉灌靈根也。

開通百脉血液始。

身中血液，以口為本始也。

顏色生光金玉澤，

百節開通。

齒堅髮黑不知白，

反老還嬰。

存此真神勿落落，

專誠不墮。

當憶此宮有座席，

此宮謂肺宮也。座席，神之所安。《中黄經》云：肺首為三焦，玄老君之所居也。

衆神合會轉相索。

衆真同聚，慮有邪精。

隱藏章第三十五

隱藏羽蓋看天舍，

此明脾宮之事。脾為丹田黄庭，中央戊己，土行也。上觀肝肺，如蓋如舍也。

朝拜太陽樂相呼，

謂魂神與衆仙合會也。《素靈經》云：太上神仙有太陽君、少陽君、太虛君、浩素君，群仙宗道之游樂也。

明神八威正辟邪，

八威，八靈神也。《真誥》云：北帝殺鬼咒曰：七正八靈太上皓凶長顱巨獸，手把帝鐘素梟三神威劍，神王衛法，辟邪之道也。

脾神還歸是胃家。

脾神名常在，字魂停。脾磨食消，胃家之事也。《中黄經》云：胃為太倉。太倉，脾腑也。

耽養靈根不復枯，

脾為黄庭，人命之根本。心專養之，延年神仙也。

閉塞命門保玉都，

元陽子曰：命門者，下丹田，精氣出入神之處也。養童下篇護其主。主，身也。身玉都，神聚其所，猶都邑也。

萬神方胙壽有餘，

胙，報也。萬神以養見報，故壽餘也。

是謂脾建在中宮。

脾主中宮，土德。

五臟六腑神明王，

以脾為主。

上合天門入明堂，

存五臟六腑之氣，上合天門。天門在兩眉間，即天庭是也。眉間入一寸為明堂。

守雌存雄傾三光，

《老子》云：知其雄，守其雌。雌，牝；柔弱也。三光，日月星也。

外方内圓神在中。

外方内圓，明堂之象。

通利血脈五臟豐，
神恬心靜。
骨青筋赤髓如霜，
百脉九竅，皆悉真正。
脾救七竅去不祥，
脾磨食消，耳聰目明。
日月列布設陰陽。
日陽月陰，日男月女。
兩神相會化玉漿，
男女陰陽，自然之津液也。
淡然無味天人糧，
神雖合會，當味無味。
子丹進饌肴正黃，
饌，氣也。子丹真人進丹田之真氣。脾為中黃，脾磨食消也。
乃曰琅膏及玉霜。
津液精氣之色象也。
太上隱環八素瓊，
謂絳宮重樓十二環，即喉嚨也。中有八素之瓊液也。
溉益八液腎受精，
嚥液流下入腎宮，化為玉精也。
伏於太陰見我形，
太陰，洞房。為睹瓊液之形象也。
揚風三玄出始青。
青揚風，感而化也。陰陽二氣與和氣為三，三生萬物，生物微妙，故曰三玄出始青。言萬物生而色青也。《太平經》曰：積精成青也。
恍惚之間至清靈，
陰陽生氣，至微至妙。
戲於飆臺見赤生，
調暢之氣化為赤子。赤子，真人也。飆臺，閬風臺，神仙之游集也。
逸域熙真養華榮，
物外真氣，自然養生。
內盼沉默煉五形。
內觀形體，神氣長存。
三氣徘徊得神明，

三丹田之氣也。

隱龍遁芝雲琅英，

《仙經》云：肝膽為青龍，故曰隱龍。五臟九孔八脉為内芝，故曰遁芝。雲琅英，脾氣之津液。

可以充飢使萬靈，

服氣道成，役使鬼神。

上蓋玄玄下虎章。

神仙之服御也。《元録經》云：仙人有玄羽之蓋，神虎玉章也。

沐浴章第三十六

沐浴盛潔棄肥薰，

盛，古净字。肥，魚、肉。薰，五辛。

入室東向誦玉篇，

太帝在東故也。

約得萬遍義自鮮，

不出身中。

散髮無慾以長存。

《仙經》：服九霞必先散髮。又胎息法：仰卧散髮，令枕高二寸五分，屈兩手大母指，握固，閉目，申兩臂，去身五寸，乃漱滿口中津液，嚥之滿三。徐徐以鼻納氣，氣入五六息則吐之。一呼一吸為一息。至十吐氣可少頻申。訖，復為之。滿四九為一竟矣。尋觀文意，此散髮非專此道也。蓋散髮，無為自得之意，無外情慾而已。

五味皆至正氣還，

合五為一，自然之道。

夷心寂悶勿煩冤。

悶，静也。寂默清静。《道經》云：其政悶悶，其民淳淳。

過數已畢體神精，

專精所至。

黄華玉女告子情，

丹田陰神與己言也。

真人既至使六丁，

真人，指學者身也。至，謂精至。六丁，如上説者也。

即授隱芝大洞經。

隱芝，謂隱者也。以仙人喻芝英。

十讀四拜朝太上，

《玉精真訣》曰：《東華玉篇》者，必十讀四拜。玉篇，謂此文。

先謁太帝後北向，
太帝在東，七元居北故也。
黃庭內經玉書暢。
仙道成矣。
授者曰師受者盟，
斯文可重，故以為盟。
雲錦鳳羅金鈕纏，
信誓之物。
以代割髮肌膚全，
契誠不假，出血斷髮。
攜手登山歃液丹，
受行黃庭道者，必重盟而後傳。
金書玉景乃可宣。
信洽方授。
傳得可授告三官，
三官，天地水也。
勿令七祖受冥患，

傳非其人，殃及先世。患，讀為還也。
太上微言致神仙，
可尊可貴。
不死之道此真文。
一心敬重，奉而行之。

（《黃庭經》）

二 《悟真篇》

自序

嗟夫！人身難得，光景易遷，罔測短修，安逃業報。不自及早省悟，惟只甘分待終，若臨歧一念有差，墮三途惡趣，則動經塵劫，無有出期。當此之時，雖悔何及！故老釋以性命學開方便門，教人修種以逃生死：釋氏以空寂爲宗，若頓悟圓通，則直超彼岸，如其習漏未盡，則尚徇於有生；老氏以煉養爲真，若得其要樞，則立躋聖位，如其未明本性，則猶滯於幻形。其次《周易》有窮理盡性至命之辭，《魯語》有毋意必固我之說，此又仲尼極臻乎性命之奧也。然其言之常略而不至於詳者何也？蓋欲序正人倫，施仁義禮樂之教，故於無爲之道未嘗顯言，但以命術寓諸易象，性法混諸微言耳。至於莊子推窮物累逍遙之性，孟子善養浩然之氣，皆切幾之。迨夫漢魏伯陽引易道交媾之體，作《參同契》以明大丹之作用；唐忠國師

於語録首叙老莊言，以顯至道之本末。如此，豈非教雖分三，道乃歸一。

奈何後世黄緇之流各自專門，互相非是，致使三家宗要迷没邪歧，不能混一而同歸矣！且令人以道門尚於修命，而不知修命之法理出兩端：有易遇而難成者，有難遇而易成者。如煉五芽之氣，服七曜之光，注想按摩，納清吐濁，念經持咒，噀水叱符，叩齒集神，休妻絶粒，存神閉息運眉間之思，補腦還精習房中之術，以至服煉金石草木之類，皆易遇而難成。以上諸法，於修身之道率多滅裂，故施力雖多而求效莫驗。若勤心苦志，日夕修持，止可以辟病，免其非横，一旦不行，則前功漸棄。此乃遷延歲月，事必難成，欲望一得永得，還嬰返老，變化飛升，不亦難乎！深可痛傷。蓋近世修行之徒，妄有執著，不悟妙法之真，却怨神仙謾語。殊不知成道者皆因煉金丹而得，恐泄天機，遂托數事爲名。其中惟閉息一法，如能忘河機絶慮，即與二乘坐禪頗同。若勤而行之，可以入定出神。奈何精神屬陰，宅舍難固，不免長用遷徙之法，既未得金汞還返之道，又豈能回陽换骨，白日而昇天哉！

夫煉金液還丹者，則難遇而易成，要須洞曉陰陽，深達造化，方能超二氣於黄道，會三性於元宫，攢簇五行，和合四象，龍吟虎嘯，夫倡婦隨，玉鼎湯煎，金爐火熾，始得玄珠有象，太乙歸真，都來片餉工夫，永保無窮逸樂。至若防危慮險，慎於運用抽添，養正持盈，要在守雌抱一。自然復陽生之氣，剥陰殺之形，節氣既周，脱胎神化，名題仙籍，位號真人，此乃大丈夫功成名遂之時也。

今之學者，有取鉛汞爲二氣，指臟腑爲五行，分心腎爲坎離，以肝肺爲龍虎，用神氣爲子母，執津液爲鉛汞，不識浮沉，寧分主客？何異認他財爲己物，呼别姓爲親兒，又豈知金木相尅之幽微，陰陽互用之奧妙。是皆日月失道，鉛汞異爐，欲望結成還丹，不亦遠乎！

僕幼親善道，涉獵三教經書，以至刑法、書算、醫卜、戰陣、天文、地理、吉凶死生之術，靡不留心詳究。惟金丹一法，閲盡群經及諸家歌詩論契，皆云日魂月魄，庚虎甲龍，水銀朱砂，白金黑錫，坎男離女，能成金液還丹，終不言真鉛真汞是何物色，不説火候法度，温養指歸，加以後世迷徒恣其臆説，將先聖典教妄行箋注，乖訛萬狀，不惟率亂仙經，抑亦惑誤後學。僕以至人未遇，口訣難逢，遂至寢食不安，精神疲悴，雖詢求遍於海嶽，請益盡於賢愚，皆莫能通曉真宗，開照心腑。後至熙寧二年己酉歲，順隨龍圖陸公入成都，以夙志不回，初誠愈恪，遂感真人授金丹藥物、火候之訣，其言甚簡，其要不繁，可謂指流知源，語一悟百，霧開日瑩，塵盡鑒明，校之仙經，若合符契。因念世之學仙者十有八九，而達真要者未聞一二。僕既遇真詮，安敢隱默，罄所得成律詩九九八十一首，號曰《悟真篇》，内七言四韵一十六首，以表二八之數；絶句六十四首，按周易諸卦；五言一首，以象太乙；續添《西江月》一十二首，以周歲律。其如鼎器尊卑、藥物斤兩、火候進退、主客後先、存亡有無、吉凶悔吝，悉備其中矣。於本源真覺之性有所未盡，又作爲歌頌樂府及雜言等，附之卷末，庶幾達本明性之道，盡於此矣。所期同志者覽之則見末而悟本，舍妄以從真。

時熙寧乙卯歲旦天臺張伯端平叔叙。

上卷

七言四韻十六首

第一 不求大道出迷途，縱負賢才豈丈夫。百歲光陰石火爍，一生身世水泡浮。只貪利祿求榮顯，不覺形容暗瘁枯。試問堆金等山嶽，無常買得不來無？

第二 人生雖有百年期，壽夭窮通莫預知：昨日街頭猶走馬，今朝棺內已眠尸！妻財抛下非君有，罪業將行難自欺。大藥不求爭得遇，遇之不煉是愚痴。

第三 學仙須是學天仙，惟有金丹最的端。二物會時情性合，五行全處虎龍蟠。本因戊己爲媒娉，遂使夫妻鎮合歡。只候功成朝北闕，九霞光裏駕祥鸞。

第四 此法真中妙更真，都緣我獨異於人：自知顛倒由離坎，誰識浮沉定主賓？金鼎欲留朱裏汞，玉池先下水中銀。神功運火非終旦，現出深潭日一輪。

第五 虎躍龍騰風浪粗，中央正位產玄珠。果生枝上終期熟，子在胞中豈有殊？南北宗源翻卦象，晨昏火候合天樞。須知大隱居廛市，何必深山守靜孤？

第六 人人盡有長生藥，自是迷徒枉擺抛。甘露降時天地合，黃芽生處坎離交。井蛙應謂無龍窟，籬鷃爭知有鳳巢。丹熟自然金滿屋，何須尋草學燒茅。

第七 要知產藥川源處，只在西南是本鄉。鉛遇癸生須急採，金逢望後不堪嘗。送歸土釜牢封閉，次入流珠厮配當。藥重一斤須二八，調停火候托陰陽。

第八 休煉三黃及四神，若尋衆藥便非真。陰陽得類歸交感，二八相當自合親。潭底日紅陰怪滅，山頭月白藥苗新。時人要識真鉛汞，不是凡砂及水銀。

第九 莫把孤陰爲有陽，獨修一物轉羸尫。勞形按影皆非道，錬氣餐霞總是狂，舉世謾求鉛汞伏，何時得見虎龍降？勸君窮取生身處，返本還元是藥王。

第十 好把真鉛着意尋，莫教容易度光陰。但將地魄擒朱汞，自有天魂制水金。可謂道高龍虎伏，堪言德重鬼神欽；已知壽永齊天地，煩惱無由更上心。

第十一 黃芽白雪不難尋，達者須憑德行深。四象五行全藉土，三元八卦豈離壬；煉成靈質人難識，銷盡陰魔鬼莫侵。欲向人間留秘訣，未逢一個是知音。

第十二 草木陰陽亦兩齊，若還缺一不芳菲：初開綠葉陽先唱，次發紅花陰後隨。常道只斯爲日用，真源返覆有誰知？報言學道諸君子，不識陰陽莫強嗤。

第十三 不識玄中顛倒顛，爭知火裏好栽蓮，牽將白虎歸家養，產個明珠是月圓。謾守藥爐看火候，但安神息任天然；群陰剝盡丹成熟，跳出樊籠壽萬年。

第十四 三五一都三個字，古今明者實然稀。東三南二同成五，北一西方四共之。戊己自居生數五，三家相見結嬰兒。嬰兒是一含真氣，十月胎圓入聖基。

第十五 不識真鉛正祖宗，萬般作用枉施功：休妻謾遣陰陽隔，絕粒徒教腸胃空；草木金銀皆滓質，雲霞日月屬朦朧；更饒吐納并存想，總與金丹事不同。

第十六 萬卷仙經語總同，金丹只此是根宗：依他坤位生成體，種向乾家交感宮。莫怪天機俱漏盡，都緣學者盡迷蒙。若人了得詩中意，立見三清太上翁。

中卷

七言絕句六十四首

第一　先把乾坤爲鼎器，次將烏兔藥來烹。既驅二物歸黃道，爭得金丹不解生。

第二　安爐立鼎法乾坤，鍛煉精華制魄魂。聚散氤氳爲變化，敢將元妙等閑論。

第三　休泥丹竈費工夫，煉藥須尋偃月爐。自有天然真火用，不須柴炭及吹噓。

第四　偃月爐中玉蕊生，朱砂鼎內水銀平。只因火力調和後，種得黃芽漸長成。

第五　嚥津納氣是人行，有藥方能造化生。鼎內若無真種子，猶將水火煮空鐺。

第六　調和鉛汞要成丹，大小無傷兩國全。若問真鉛是何物，蟾光終日照西川。

第七　未煉還丹莫入山，山中內外盡非鉛。此般至寶家家有，自是愚人識不全。

第八　竹破須將竹補宜，覆雞當用子爲之。萬般非類徒勞力，爭似真鉛合聖機。

第九　用鉛不得用凡鉛，用了真鉛也棄捐。此是用鉛真妙訣，用鉛不用是誠言。

第十　虛心實腹義俱深，只爲虛心要識心。莫若煉鉛先實腹，且教守取滿堂金。

第十一　夢謁西華到九天，真人授我指元篇。其中簡易無多語，只是教人煉汞鉛。

第十二　道自虛無生一氣，便從一氣產陰陽。陰陽再合生三體，三體重生萬物昌。

第十三　坎電烹轟金水方，火發崑崙陰與陽。二物若還和合了，自然丹熟遍身香。

第十四　離坎若還無戊己，雖含四象不成丹。只緣彼此懷真土，遂使金丹有返還。

第十五　日居離位翻爲女，坎配蟾宮却是男。不會個中顛倒意，休將管見事高談。

第十六　取將坎位中心實，點化離宮腹裏陰。從此變成乾健體，潛藏飛躍盡由心。

第十七　震龍汞自出離鄉，兌虎鉛生在坎方。二物總因兒產母，五行全要入中央。

第十八　赤龍黑虎各西東，四象交加戊己中。復姤自茲能運用，金丹誰道不成功。

第十九　華岳山頭雄虎嘯，扶桑海底牝龍吟。黃婆自解相媒合，遣作夫妻共一心。

第二十　西山白虎正猖狂，東海青龍不可當。兩手捉來令死鬭，鍊成一塊紫金霜。

第二十一　月纔天際半輪明，早有龍吟虎嘯聲。便好用功修二八，一時辰內管丹成。

第二十二　先且觀天明五賊，次須察地以安民。民安國富方求戰，戰罷方能見聖君。

第二十三　用將須分左右軍，饒他爲主我爲賓。勸君臨陣休輕敵，恐喪吾家無價珍。

第二十四　木生於火本藏鋒，不會鑽研莫强攻。禍發只因斯害己，要須制伏覓金翁。

第二十五　金翁本是東家子，送向西鄰寄體生。認得喚來歸舍養，配將姹女作親情。

第二十六　姹女游從自有方，前行須短退須長。歸來却入黃婆舍，嫁個金翁作老郎。

第二十七　縱識朱砂及黑鉛，不知火候也如閑。大都全藉修持力，毫髮差殊不作丹。

第二十八　契論經經講至真，不將火候著於文。要知口訣通玄處，須共神仙仔細論。

第二十九　八月十五玩蟾輝，正是金精壯盛時。若到一陽來起復，便堪進火莫延遲。

第三十　一陽纔動作丹時，鉛鼎溫溫照幌帷。受氣之初容易識，抽添運用且防危。

第三十一　玄珠有象逐陽生，陽極陰消漸剝形。十月霜飛丹始熟，恁時神鬼也須驚。

第三十二　前弦之後後弦前，藥味平平氣象全。採得歸來爐裏煅，煉成溫養似烹鮮。

第三十三　長果乍飲西方水，少女初開北地花。若使青娥相見後，一時關鎖住黃家。

第三十四　兔雞之月及其時，刑德臨門藥象之。到此金砂宜沐浴，若還加火必傾危。

第三十五　日月三旬一遇逢，以時易日法神功。守城野戰知凶吉，增得靈砂滿鼎天。

第三十六　否泰纔交萬物盈，屯蒙二卦受生成。箇中得意休求象，若究群爻謾役情。

第三十七　卦中設象本儀形，得象忘言意自明。後世迷徒惟泥象，却行卦氣望飛昇。

第三十八　天地盈虛自有時，審能消息始知機。由來庚甲申明令，殺盡三尸道可期。

第三十九　要得谷神長不死，須憑玄牝立根基。真精既返黃金室，一顆靈光永不離。

第四十　元牝之門世罕知，休將口鼻妄施爲。饒君吐納經千載，争得金烏搦兔兒。

第四十一　異名同出少人知，兩者玄玄是要機。保命全形明損益，紫金丹藥最靈奇。

第四十二　始於有作無人見，及至無爲衆始知。但見無爲爲要妙，豈知有作是根基。

第四十三　黑中有白爲丹母，雄裏藏雌是聖胎。太一在爐宜守慎，三田聚寶應三臺。

第四十四　恍惚之中尋有象，杳冥之内覓真精。有無從此自相入，未見如何想得成。

第四十五　四象會時玄體就，五行全處紫金明。脱胎入口通身聖，無限龍神盡失驚。

第四十六　華池飲罷月澄輝，跨個金龍訪紫微。從此衆仙相識後，海田陵谷任遷移。

第四十七　要知金液還丹法，須向家園下種栽。不假吹噓并著力，自然丹熟脱真胎。

第四十八　徒施巧僞爲功力，認取他家不死方。壺内旋添留命酒，鼎中收取返魂漿。

第四十九　雪山一味好醍醐，傾入東陽造化爐。若過崑崙西北去，張騫方得見麻姑。

第五十　不識陽精及主賓，知他那個是疏親。房中空閉尾閭穴，誤殺閻浮多少人。

第五十一　萬物芸芸各返根，返根復命即長存。知常返本人難會，妄作招凶衆衆聞。

第五十二　歐冶親傳鑄劍方，莫邪金水配柔剛。煉成便會知人意，萬里誅妖一電光。

第五十三　敲竹喚龜吞玉芝，鼓琴招鳳飲刀圭。近來透體金光現，不與常人話此規。

第五十四　藥逢氣類方成象，道合希夷即自然。一粒金丹吞入腹，始知我命不由天。

第五十五　赫赤金丹一日成，古仙垂語實堪聽。若言九載三年者，盡是推延款日程。

第五十六　大藥修之有易難，也知由我亦由天。若非積行施功德，動有群魔作障緣。

第五十七　三才相盜食其時，此是神仙道德機。萬化既安諸慮息，百骸俱理證無爲。

第五十八　陰符寶字逾三百，道德靈文止五千。今古上仙無限數，盡於此處達真詮。

第五十九　饒君聰慧過顔閔，不遇師傅莫强猜。只爲丹經無口訣，教君何處結靈胎。

第六十　了了心猿方寸機，三千功行與天齊。自然有鼎烹龍虎，何必擔家戀子妻。

第六十一　未煉還丹須急煉，煉了還須知止足。若也持盈未已心，不免一朝遭殆辱。

第六十二　須將死户爲生户，莫執生門號死門。若會殺機明反覆，始知害裏却生恩。

第六十三　禍福由來互倚伏，還如影響相隨逐。若能轉此生殺機，反掌之間災變福。

第六十四　修行混俗且和光，圓即圓兮方即方。顯晦逆從人莫測，教人争得見行藏。

下卷

五言四韻一首

女子著青衣，郎君披素練。見之不可用，用之不可見。恍惚里相逢，杳冥中有變。一霎火焰飛，真人自出現。

西江月十二首

第一　內藥還如外藥，內通外亦須通。丹頭和合類相同，溫養萬般作用。內有天然真火，爐中赫赫長紅。外爐增減要勤功，妙絕無過真種。

第二　此道至神至聖，憂君分薄難消，調和鉛鼎不終朝，早睹玄珠形兆。志士若能修煉，何拘在市居朝，工夫容易藥非遙，說破人須失笑。

第三　白虎首經至寶，華池神水真金。故知上善利源深，不比尋常藥品。若要修成九轉，先須煉已持心。依時採取定浮沉，進火須防危甚。

第四　七返朱砂返本，九還金液還真。休將寅子數坤申，但要五行成準。本是水銀一味，周流經歷諸辰，陰陽氣足自然靈，出入豈離玄牝。

第五　若要真鉛留汞，親中不離家臣，木金間隔會無因，須假黃婆媒娉。木性愛金順義，金情戀木慈仁。相吞相啖却相親，始覺男兒有孕。

第六　二八誰家姹女，九三何處郎君。自稱木液與金精，遇土方成三性。更假丁公鍛煉，夫妻始結歡情。河車不敢暫留停，運入崑崙峰頂。

第七　牛女情緣道合，龜蛇類禀天然。蟾烏遇朔合嬋娟，二氣相資運轉。總是乾坤妙用，誰能達此深淵。陰陽否隔即成愆，怎得天長地遠。

第八　雄裏內含雌質，負陰抱却陽精。兩般和合藥方成，點化魄纖魂勝。信道金丹一粒，蛇吞立化龍形，鷄餐亦乃化鸞鵬，飛入青陽清境。

第九　天地才經否泰，朝昏好識屯蒙。輻來輳轂水朝宗，妙在抽添運用。得一萬般皆畢，休分南北西東，損之又損慎前功，命寶不宜輕弄。

第十　冬至一陽來復，三旬增一陽爻。月中復卦朔晨超，望罷乾終姤兆。日又別爲寒暑，陽生復起中宵，午時姤象一陰朝，煉藥須知昏曉。

第十一　德行修逾八百，陰功積滿三千。均齊物我與親冤，始合神仙本願。虎兕刀兵不害，無常火宅難牽，寶符降後去朝天，穩駕鸞車鳳輦。

第十二　不辨五行四象，那分朱汞鉛銀。修丹火候未曾聞，早便稱呼居隱。不肯自思己錯，更將錯路教人。誤他永劫在迷津，似恁欺心安忍！

西江月又一首

丹是色身至寶，煉成變化無窮。更能性上究真宗，決了無生妙用。不待他身後世，現成獲佛神通。自從龍女著斯功，爾後誰能繼踵。

絕句五首

第一　饒君了悟真如性，未免拋身却入身。何以更兼修大藥，頓超無漏作真人。

第二　投胎奪舍及移居，舊住名爲四果徒。若解降龍並伏虎，真金起屋幾時枯。

第三　鑒形閉氣思神法，初出艱難後坦途。倏忽雖能游萬國，奈何棄舊却移居。

第四　釋氏教人修極樂，亦緣極樂是金方。大都色相惟兹實，餘二非真謾度量。

第五　俗語常言合聖道，宜向其中細尋討。能於日用顛倒求，天地塵沙盡成寶。

後序

切以人之生也，皆緣妄情而有其身。有其身則有患，若其無身，患從何有！無慾免夫患者，莫若體夫至道；欲體夫至道，莫若明夫本心。故心者道之體也，道者心之用也。人能察心觀性，則圓明之體自現，無爲之用自成。不假施功，頓超彼岸。此非心鏡朗然，神珠廓明，則何以使諸相頓離，纖塵不染，心源自在，決定無生者哉！然其明心體道之士，身不能累其性，境不能亂其真，則刀兵烏能傷，虎兕烏能害，巨焚大浸烏足爲虞。達人心若明鏡，鑒而不納，隨機應物，和而不唱，故能持物而無傷也。此所謂無上至真之妙道也。

原其道本無名，聖人强名；道本無言，聖人强言耳。然則名言若寂，則時流無以識其體而歸其真。是以聖人設教立言以顯其道，故道因言而後顯，言因道而返忘。奈何此道至妙至微，世人根性迷鈍，執其有身而惡死悦生，故卒難了悟。黄老悲其貪著，乃以修生之術順其所欲，漸次導之，以修生之要在金丹，金丹之要在乎神水、華池，故《道德》、《陰符》之教得以盛行於世，有益人悦其生也。然其言隱而理奥，學者雖諷誦其文，皆莫曉其意，若不遇至人授之口訣，縱揣量百種，終莫能著其功而成其事。豈非學者紛如牛毛，而達者乃如麟角也。

伯端向己酉歲，於成都遇師授丹法，當年且主公傾背，自後三傳與人，三遭禍患，皆不逾兩旬，近方追憶師之所戒云：異日有與汝解纏脱鎖者，當宜授之，餘不許。爾後欲解名籍，而患此道人不知信，遂撰此《悟真篇》，叙丹藥本末。既成而求學者凑然而來，觀而意勤，心不甚怪，乃擇而授之。然而所授者皆非有巨勢强力能持危拯溺、慷慨特達、能仁明道之士。初再罹患，心猶未知，竟至於三，乃省前過。故知大丹之法至簡至易，雖愚昧小人得而行之，則立超聖地，是以天意秘惜，不許輕俾於非其人也。而伯端不遵師語，屢泄天機，以其有身，故每膺譴患，此天之深戒如此之神且速，敢不恐懼克責。自今以往，當鉗口結舌，雖鼎鑊居前，刀劍加項，亦無復敢言矣。此《悟真篇》中所歌咏大丹、藥物、火候細微之旨，無不備悉。好事者夙有仙骨，觀之則智慮自明，可以尋文解義，豈須伯端區區之口授之矣。如此，乃天之所賜，非伯端之趣傳也。其如篇末歌頌，談見性之法，即上之所謂無爲妙覺之道也。然無爲之道，齊物爲心，雖顯秘要，終無過咎。奈何凡夫緣業有厚薄，性根有利鈍，縱聞一音，紛成異見。故釋迦、文殊所演法寶，無非一乘，而聽學者隨量會解，自然成三乘之差，此後若有根性猛利之士見聞此篇，則知伯端得達摩、六祖最上一乘之妙旨，可因一言而悟萬法也，如其習氣尚餘，則歸中小之見，亦非伯端咎矣。

時元丰改元戊午歲仲夏戊寅日張伯端平叔再序。

（《悟真篇》）

策劃/審訂 高文鑄
協助編寫 蔣力生 劉更生 王成亞
參編人員（按姓氏筆畫為序）
尹志華 李叢 李惠蘭
余永燕 馬玉國 夏鑫華
徐因 陳明人 陳根順
康國華 章偉文 張志民
張興發 葉明花 葉春林
鄒金生 樊建平 劉玉瑋
劉春援 簡暉
責任編輯 文柏 陳振宇

责任编辑　文　韬　郭来宝

陶春荣　萧　朝　隐正军
冼金玉　叶阳苏　叶春林
梁兴荣　韦轩文　桑志天
桑园华　赖阳人　赖珠刚
余永燕　周玉园　夏鑫华
毛志华　李　策　李惠兰

参加人员（绘政六年画绘名）

剧组编写　陈代乐　隆东生　王效三

荣誉/审读　高文翰

四